AF609957

RÉFLEXIONS

SUR

LES ÉLECTIONS DE 1815.

PAR M. A. P***.,

ÉLECTEUR DU DÉPARTEMENT DE LA CHARENTE-INFÉRIEURE.

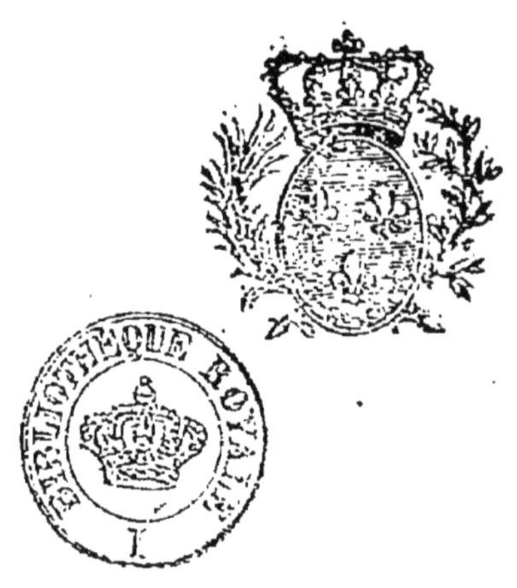

À PARIS,

L. G. MICHAUD, IMPRIMEUR DU ROI,

RUE DES BONS-ENFANTS, N°. 34.

AOUT 1815.

RÉFLEXIONS

SUR

LES ÉLECTIONS DE 1815.

Après le plus cruel orage, le calme commence enfin à renaître. Aux horreurs de la plus affreuse tyrannie, au bouleversement de l'anarchie succèdent l'ordre et le bonheur ; notre bon Roi nous est rendu. Déjà sa sagesse éclairée s'occupe de la formation des chambres, garantie de notre liberté ; mais sa sollicitude paternelle ne veut plus nous voir le jouet d'une foule d'intrigants, gens ne possédant pour tout avoir que leur folle jactance ; gens pétris d'orgueil et d'ambition, s'occupant beaucoup des moyens de faire fortune, d'occuper tous les emplois, et nullement des intérêts de leurs commettants ;

surtout de cette classe la plus recommandable de toutes, la plus essentiellement attachée au Roi et à la patrie, les propriétaires auxquels ils étaient absolument étrangers.

Mes chers collègues, les devoirs de ma place me priveront peut-être du bonheur de me trouver encore au milieu de vous, et de concourir au choix de nos nouveaux et véritables représentants. Si donc je ne peux donner ma voix à tel ou tel, je veux au moins vous communiquer mes idées sur les élections que nous devons faire, et cette profession de foi vous indiquera d'une manière précise sur qui porterait mon suffrage si j'avais le bonheur de siéger avec vous.

La sagesse et la prévoyance du monarque, ont déjà fixé les conditions de l'éligibilité de manière à ce que la représentation nationale ne soit plus confiée à cette tourbe d'hommes sans propriétés, souvent sans aveux, qui lors des dernières élections furent appelés par le tyran pour river les fers de l'esclavage et pour couvrir le sol français de cachots en nous parlant de liberté. Cette même sagesse lui a fait écarter des colléges électoraux ceux des légionnaires qui ne possédant pas un capital passible de 300 francs d'impositions, ne présentent pas une garantie suffisante à la nation.

Buonaparte qui voulait nous mettre sous le joug du militaire, avait ouvert nos colléges à trente chevaliers de la légion ; cette masse qui arrivait avec le même esprit, avec l'accord le plus unanime dans son choix, devait nécessairement influencer nos suffrages et l'emporter sur nos voix ; surtout lorsqu'une partie des honnêtes gens se refusait à assister aux élections pour ne participer en aucune manière à l'œuvre de la tyrannie.

Aujourd'hui, messieurs, les formes constitutionnelles ne seront plus violées, et la plus grande liberté possible présidera à nos assemblées. Tâchons donc de répondre aux intentions paternelles de sa majesté, entourons le trône d'hommes sages et prudents, toujours prêts à seconder les vues bienfaisantes de notre Roi, dont les soins infatigables tendent tous au bonheur du peuple. Eloignons ces hommes turbulents, qui, sous le spécieux prétexte de l'intérêt de ce même peuple, entravent toutes les opérations du gouvernement, détruisent la confiance qu'il doit inspirer, exaltent les têtes, et qui enfin, ayant l'air de s'occuper beaucoup du bien public, ne songent qu'à se faire un nom, et à satisfaire leur ambition démesurée.

Par une fausse et ridicule prévention, on s'est figuré jusqu'à ce jour qu'une assemblée délibérante devait être entièrement composée d'orateurs. Ce préjugé était encore soutenu par un certain orgueil national, chaque département voulait avoir un homme marquant; quel que fût d'ailleurs la moralité de l'individu, il suffisait qu'il eût le don de la parole : aussi les cinq sixièmes de nos assemblées se sont composés de juges, de procureurs et d'avocats. Echappés tout poudreux des bancs de l'école ou du palais, ils venaient nous étourdir de leur babil interminable, hérissés de citations de Cujas et Barthole, parlant beaucoup et ne concluant rien. Qu'est-il arrivé ? on nous a donné constitution sur constitution ; les lois, les décrets, les sénatus-consulte, se sont multipliés avec une si effrayante rapidité, que la vie entière de ces hommes ne suffit pas pour en débrouiller l'énorme chaos.

La charte constitutionnelle qui nous a été accordée par Louis XVIII, voilà le palladium de notre liberté ; ses bases sont tellement libérales (pour me servir de l'expression à la mode), que l'assemblée délibérante que l'on vient de dissoudre ne put, en les travestissant, que les atténuer.

Que fera donc la chambre des députés que nous allons nommer ? elle s'occupera sans doute de sonder et de cicatriser la plaie que le gouvernement éphémère du tyran vient de rouvrir. Elle s'occupera d'une sage et équitable répartition de l'impôt, des moyens d'encourager l'agriculture et de ranimer le commerce maritime, unique source de la prospérité des états modernes.

Il est clair, messieurs, que pour atteindre ce but, pour que la représentation nationale se compose d'hommes éclairés sur nos besoins, et capables de remédier à nos maux, votre choix doit tomber principalement sur des propriétaires et sur des négociants. En vain objecterait-on qu'on trouve rarement dans ces deux classes des hommes très instruits et surtout capables d'énoncer leurs idées. Il suffit, selon moi, d'avoir une moralité reconnue et éprouvée, d'avoir un sens droit pour mériter la confiance des commettants, et remplir leur attente.

La force d'inertie l'emporte presque toujours sur les secousses et les efforts des agitateurs. Malgré le soin que l'on apportait à remplir nos assemblées d'hommes habitués à manier la parole, combien s'y trouvait-il d'orateurs bons ou mauvais ? une vingtaine au plus. Ils se disputaient la tribune ; sur les questions les plus simples prolongeaient d'interminables débats ; quelquefois une homme sensé se levait, plaçait un mot, un seul mot, et entraînait tous les suffrages.

Choisissez donc, mes chers collégues, des hommes sensés ; et du milieu de ces sages accoutumés à méditer sur nos longues erreurs, sur nos folies, il s'élèvera des orateurs. Combien de véritables talents sont restés enfouis depuis vingt-cinq ans, parce qu'on s'est obstiné à ne voir du mérite que dans ceux que l'impudence et la présomption lancèrent au milieu de la révolution, enfin dans ces individus qui ont tous plus ou moins contribué à nos désastres.

L'aveuglement a même été plus loin ; on a attaché l'idée de l'esprit et des talents aux noms qui ont marqué dans nos fastes révolutionnaires. Ainsi, des familles entières se sont succédées dans les postes éminents, dans les conseils, dans les assemblées, comme si ces places, ces emplois étaient leur héritage ; les frères ont succédé aux frères, les enfants aux pères, comme si le génie appartenait exclusivement à ces familles, comme si l'esprit et les talents étaient héréditaires pour eux. Et cependant qu'apportaient dans nos assemblées ces hommes décorés d'un nom dont ils rougiront peut-être aujourd'hui ? peu d'instruction, peu de moyens, plus souvent une nullité absolue; mais en revanche imbus des préjugés de leurs parents, bercés avec les opinions démagogiques de leurs pères, ayant sucé avec le lait, la haine de tout ce qui ne secondait pas leurs vues intéressées, ils entraient dans la carrière avec une opinion toute faite, et qui n'était pourtant pas le fruit de la réflexion et de leur raisonnement.

Mais ce qui étonnera le plus sans doute, ce qui aurait dû dessiller les yeux des gens honnêtes, dupes long-temps du charlatanisme des meneurs, c'est la conduite de ces hommes à idées libérales, de ces prôneurs de la liberté et de l'égalité, de ces républicains loyaux et désintéressés. Avec quelle bassesse ne se sont-ils pas prosternés aux pieds du tyran? avec quel acharnement ils se sont disputé des faveurs qu'ils n'obtenaient pourtant que par les plus plates et les plus viles adulations de ses crimes ou de son despotisme. Enfin la justice céleste semble suspendue, le tigre est forcé de se retirer sur son rocher où il médite encore la mort et le carnage des générations. Aussitôt ces fiers républicains sont aux genoux de Louis XVIII : sa bonté paternelle croit voir des coupables repentants ; il les comble de biens, il s'abandonne avec confiance à leurs fallacieuses promesses. Ils entourent, se pressent autour du trop bon Monarque, mais c'est pour le trahir. Ils rappellent Buonaparte, non par attachement pour lui, mais parce que son nom est utile à leur projet. L'un dispose sur sa route les corps qui lui sont dévoués, et qui doivent grossir son escorte ; l'autre, en baignant de pleurs la main sacrée du monarque, médite dans son cœur le plus sûr moyen de le perdre, de l'égorger. Tous s'agitent, exaspèrent l'esprit des soldats : administrateurs, chefs militaires se hâtent à l'envie de lui aplanir le chemin de Paris. On pense qu'il marche au milieu des hasards..... Non, tout a été prévu, tout est préparé de longue main ; et ceux que l'on croit armés contre lui, sont ses plus zélés défenseurs.

Les voilà encore une fois maîtres du pouvoir et tenant dans leurs mains les destinées de la France. Je vois même la troupe des sicaires de Buonaparte se grossir de la sale et sanguinaire faction des jacobins, et de tous les hommes qui ont figuré d'une ou d'autre manière dans les différentes phases de la révolution : c'est le dernier effort des anarchistes contre les partisans de l'ordre.

Mais l'Europe entière, lasse des horreurs de la guerre, s'arme pour la dernière fois, et veut étouffer l'hydre aux cent têtes. En vain le tyran emploie les mesures les plus cruelles pour arracher de leurs foyers des citoyens paisibles et les forcer de défendre une cause qu'ils détestent ; en vain il rappelle sous ses étendards sanglants ces braves mutilés à son service ; en vain il veut faire passer dans le cœur de ses soldats toute la rage dont le sien est dévoré : dès le premier choc son armée est entièrement défaite ; il n'a pas le courage de mourir au milieu de ceux qui se sacrifient si généreusement pour sa défense ; il fuit lâchement et vient encore présenter dans la capitale son front humilié : mais le prestige est détruit ; des milliers de baïonnettes ne soutiennent plus son pouvoir ; son pouvoir n'existe plus. Que fera cette assemblée si faussement nommée des représentants de la nation ? Délivrée du joug pesant qui l'asservissait, la voilà libre de soutenir et de défendre les intérêts du peuple français ; mais comme je l'ai déjà observé, ces intérêts lui sont parfaitement étrangers ; elle pouvait, en rappelant le souverain légitime, exaucer le vœu national, désarmer les puissances alliées prêtes à fondre sur le sol de la patrie, arrêter leur marche triomphante, épargnér le sang des malheureux échappés au carnage de la bataille de Vaterlow, sauver la France du pillage et de la dévastation ; aucune considération ne peut l'emporter sur l'intérêt personnel des députés : ils ont l'infamie de proclamer un enfant prisonnier chez l'étranger, et qui doit nous mettre sous la domination de nos ennemis. Quel est leur espoir par cet acte de démence ? de démembrer la coalition, de joindre les faibles débris de nos armées aux forces de l'Autriche, et de lutter ainsi quelques mois contre la masse imposante du reste de l'Europe.

Combien de sang eût été encore répandu dans cette lutte inégale, si la sagesse du magnanime François II n'eût repoussé leur folle proposition.

Mais ce n'est pas encore assez, les commissaires, chargés de traiter avec les puissances belligérantes, ont ordre d'accepter tel prince qu'il leur plaira de désigner pour souverain de la France, pourvu que ce ne soit pas un Bourbon.

Voilà donc l'esprit, voilà donc le patriotisme de cette assemblée composée des éléments de toutes celles qui l'ont précédée. C'est ainsi qu'ils soutenaient les intérêts de la nation. Ne pouvant conserver pour chef l'indigne Corse, il ne leur importe guère quel sera notre Roi, pourvu que ce ne soit pas un Français.

Nous ne voulons plus de révolution, écartons donc les hommes de la révolution, nous voulons un gouvernement juste et stable; appelons donc à la représentation nationale ces hommes prudents qui, fuyant une célébrité funeste, ont mieux aimé vivre dans l'obscurité que d'attacher leur nom aux extravagances révolutionnaires; ces hommes qui, parce qu'ils sont propriétaires, sont intéressés à ménager les propriétés, à soutenir la cause des propriétaires, c'est-à-dire de la grande majorité des Français; et ces hommes qui, par des spéculations sages, alimentent la portion industrieuse de la nation.

J'oserai encore appeler votre attention sur une classe long-temps proscrite, parce qu'elle était restée fidèle au souverain. Elle fut jadis l'appui et le soutien du peuple dans des temps de gloire et de prospérité. Ce même peuple, abusé par ses plus cruels ennemis, chassa ses généreux bienfaiteurs. C'est à regret que la plupart quittèrent le sol de la patrie; ils n'avaient pris les armes contre elle que pour la défendre de ses propres fureurs; leurs efforts impuissants ne purent arrêter le torrent dévastateur qui menaçait d'engloutir toute l'Europe. Devenus tranquilles spectateurs de nos dissensions civiles, ils reviennent enfin avec notre père; la sagesse et la justice du Roi auquel ils sont toujours restés soumis, leur ont tracé la conduite qu'ils devaient tenir; en consacrant leur sacrifice, ils n'ont plus aucun espoir de rentrer dans la portion aliénée de l'héritage de leurs ancêtres; mais ont-ils perdu le droit de citoyen français? Montrons notre confiance dans la parole du Monarque en ne craignant pas de les appeler à la représentation nationale; ils ont un titre recommandable à nos yeux, celui de vrais amis de notre bien-aimé Louis XVIII.

Je n'ai pas craint, mes chers collègues, d'élever ma faible voix pour vous dévoiler le fond de ma pensée, pour exprimer les sentiments gravés dans mon cœur. Gardez-vous de croire que mes inculpations contre les auteurs de notre misère tendent en aucune manière à armer contre eux la haine de mes concitoyens, à provoquer de fâcheuses réactions : tout homme sage doit en éloigner jusqu'à l'idée; mais je crois que nous devons tous nous entendre pour leur enlever le pouvoir de nuire; ils seront assez punis de leur impuissance, par le spectacle de notre union et de notre bonheur.

FIN.

www.ingramcontent.com/pod-product-compliance
Ingram Content Group UK Ltd.
Pitfield, Milton Keynes, MK11 3LW, UK
UKHW020412250726
13967UKWH00006B/2607

9 782013 19380